CONSULTATION

MÉDICO-LÉGALE

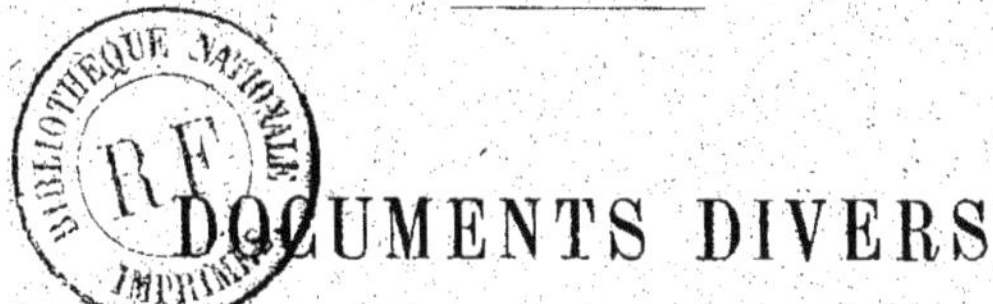

DOCUMENTS DIVERS

AIX

TYPOGRAPHIE Vᵉ REMONDET-AUBIN, IMPRIMEUR DE LA COUR

Sur le Cours, 53

1876

CONSULTATION

MÉDICO-LÉGALE

Les médecins soussignés, Ch. Lasègue, professeur de clinique médicale à la faculté de médecine de Paris, médecin de l'hôpital de Pitié, membre de l'Académie de médecine, officier de la Légion-d'Honneur, et Legrand du Saulle, médecin de l'hospice de Bicètre (service des aliénés) et de l'infirmerie spéciale des aliénés près la préfecture de police, médecin-expert pour les maladies mentales près les tribunaux, à Paris, chevalier de la Légion-d'Honneur, consultés sur l'état mental de M. Vallansan, à l'époque où il a rédigé son testament, ont consigné dans la présente note les résultats de leur étude.

Les éléments de leur jugement médical sont fournis par l'enquête et la contre-enquête, où figurent de nombreux témoins; par les deux testaments, le premier, à l'état de projet seulement, à la date du 15 avril 1872, le deuxième daté du 2 octobre de la même année, et par quelques pièces de correspondance.

M. Vallansan est mort le 29 octobre 1872. Il souffrait, en dernier lieu, d'une affection vésicale qui paraît s'être terminée par une néphrite chronique avec complications gastro-intestinales.

Si incomplets que soient les renseignements fournis sur les antécédents de santé de M. Vallansan, quelques-uns cependant ne manquent pas d'importance et permettent d'esquisser sa biographie pathologique. On sait qu'il avait été atteint, à l'âge de sept ans, d'une fièvre typhoïde à forme cérébrale grave, et on suppose que l'affection a exercé une fâcheuse influence sur son développement.

La déposition du docteur Arnaud et un certificat du docteur Joseph montrent que, dès 1855, le malade recevait des soins continus pour une affection des voies digestives qui exigeait à la fois un traitement et des distractions. — En 1867, survient une vive irritation de vessie (docteur Lombard) qui se dissipe incomplétement pour reparaître, en 1869, sous la forme de rétention, et, plus tard, d'incontinence d'urine, infirmité pouvant déjà être réputée incurable en 1870.

Il est acquis que M. Vallansan était sujet à des attaques nerveuses, décrites presque dans les mêmes termes par les témoins entendus dans l'enquête, et qui semblent s'être aggravées, vers la fin de sa vie, sans avoir changé de nature.

Ces crises morbides sont trop significatives pour qu'on se borne à les mentionner, sans en rappeler les caractères.

M. Vallansan était en proie à des crises de tristesse, de

larmes, de fureur, durant lesquelles il voulait ou qu'on s'éloignât ou qu'on ne le quittât pas *(déposition Combet, 1850-59)*.

M. Vallansan éprouvait parfois, pendant trois ou quatre jours, des accès nerveux. Dans ces circonstances, on voyait, en entrant dans sa chambre, s'il fallait parler ou ne rien dire. Durant la crise, il ne prenait aucune nourriture. Ces crises se reproduisaient à quinze jours, un mois de distance, sans retour régulier *(déposition Suc, 1862-65)*.

M. Vallansan gardait parfois le lit pendant plusieurs jours, sans que je susse pourquoi; on l'entendait gémir et pleurer *(déposition Dorothée)*.

M. Vallansan, dans son lit, pleurait souvent et criait: Il faut que je le tue; coquin!.... Brigand!.... *(Affaire Arnaud)*. Son animosité le portait à se mettre souvent au lit, où il demeurait dans l'état d'excitation *(déposition Desprès, 1858-63)*.

Lui-même se plaint de ces accès nerveux à diverses personnes avec lesquelles il n'entretenait pas des relations intimes; à Bernard (Louis) il disait: *Je ne sais pas ce que c'est que ces maladies de nerfs; les jours où je suis malade je voudrais être seul; tout m'irrite (déposition Bernard)*. — A Eymard, son garde malade, en 1871: *Quoique je fasse ou que je dise ne vous en occupez pas; si je crie laissez-moi crier; c'est mon mal qui le veut (déposition Eymard)*.

Le système nerveux, dépose le docteur Lombard, était très excitable, et, souvent, une médication produisait un effet cotraire à celui qu'on aurait attendu chez un autre malade. Je trouvais *(1869)* dans un état tantôt d'exaspération, tantôt d'abattement profond. Il poussait des exclamations contre sa famille et contre lui-même, surtout quand il arrivait une crise occasionnée par le besoin d'uriner. Pendant la période d'incontinence d'urine, ces crises, bien que moins fréquentes, se reproduisaient assez souvent.

Il résulte de ces informations authentiques que le malade était sujet à des attaques à forme de mélancolie anxieuse, se répétant à intervalles rapprochés et inégaux ; d'une durée habituelle de plusieurs jours ; entraînant tantôt le besoin de la solitude, tantôt celui de la société ; s'accompagnant parfois du désir de garder le lit et toujours d'une irritabilité qui se traduisait par des exclamations injurieuses contre ses ennemis, les médecins, les assistants ou les absents et contre lui-même ; que, sur la fin de sa vie, outre les crises nerveuses, il éprouvait des accès d'agitation attribués aux spasmes vésicaux ou aux douleurs abdominales, plus courts, mais amenant les mêmes scènes de violence dans le vide.

C'est sur ce fond maladif que se développaient des habitudes de caractère sur lesquelles tous les témoins sont unanimes. M. Vallansan était irritable, vindicatif, méchant, haineux, morose, etc..... ; c'était un égoïste renforcé ; il était bizarre, méfiant, etc. ; toutes ces expressions sont empruntées à l'enquête, et ce jugement sévère est porté par des gens désintéressés. L'intelligence semble avoir été moins atteinte que la volonté ; mais avec le mode de vivre de M. Vallansan, la mesure de l'activité intellectuelle s'obtient difficilement. Son existence se passe en conversations banales avec des indifférents. Hors de là, il n'a qu'un petit nombre d'objectifs : son procès contre M. Arnaud, sa haine contre tous ceux qui touchent de près ou de loin à son adversaire, ses hostilités oscillantes contre sa famille. De ces préoccupations, la première se justifie d'abord, puis s'éternise; la seconde est si étrange que, à défaut de meilleures raisons, force est de l'attribuer à un testament du père de son beau-frère, et, plus tard, au refus de ce dernier de solliciter la présidence du tribunal de Forcalquier.

Ni les défauts du caractère, ni les obstinations passionnées ne sont le témoignage suffisant d'une perversion mentale; mais, au moins, faut-il qu'on retrouve sous la passion les signes d'une intelligence qui se résout après avoir délibéré.

A ce point de vue, les défaillances intellectuelles, fussent-elles réduites à d'apparentes boutades, acquièrent la valeur d'un symptôme. On retrouve chez le malade, car il est maladif, et lui-même l'affirme en toute occasion, des conceptions étranges qui excèdent le permis de la haine ou de la colère.

J'achèterai, dit-il à Suc et à d'autres, des chevaux que je couvrirai de grelots des pieds à la tête, et j'aurai ainsi le plaisir de vexer M. Arnaud *(déposition Suc)*.

Il entend faire exécuter un tableau représentant l'histoire de son procès, et imposer à ses héritiers l'obligation d'exposer ce tableau à la place d'honneur dans leur salon *(dépositions Ant* *et Lieutaud)*. Mais c'est surtout dans le texte du projet d testament d'avril 1872 qu'apparaissent d'énormes lacunes intellectuelles :

« Une expédition de mon testament sera déposée dans les archives de la commune de Niozelles, dont le conseil municipal devra faire tous les cinq ans une lecture. Cette obligation subsistera pendant cinquante ans, et, pour en assurer l'exécution, il sera versé dans la caisse communale une somme de cinquante francs tous les cinq ans. »

Pour assurer la sollicitude demi-séculaire de la commune, il lui lègue une horloge du prix de trois mille francs. Après quoi, *dans le cas où le chef de l'État ou son représentant aurait à intervenir, il les prie de vouloir bien faire respecter ses dernières volontés.*

Outre les bizarreries de l'idée et la singulière institution de son domestique comme administrateur de la succession, il y a même des lacunes caractéristiques de mots :

« Si mes funérailles se font dans la commune de Niozelles, je laisse deux cents francs à M. le curé de cette commune; elles seront dites pour le repos de mon âme, et principalement au nom de mon père et de ma mère. »

La haine de M. Vallansan pour sa famille procède par crises aussi manifestes que les attaques mélancolico-spasmodiques auxquelles il est sujet. Aux marques des plus vives sympathies succèdent des antipathies brusques, non motivées ou s'expliquant par des incidents enfantins. Il se brouille avec son neveu, refuse de le voir, et les amis et les serviteurs supposent, d'après divers propos, que M. Vallansan ne pardonne pas au jeune homme de ne pas lui avoir réservé, un certain jour, une aile de perdreau !

Son affection déviée se reporte sur son neveu le plus jeune; il en multiplie publiquement les témoignages, et, l'accès se transformant, il le met à la porte. Il en est des parents comme des amis, comme des médecins, qu'il accueille ou qu'il congédie au hasard de ses impulsions nerveuses. On le trouve, lors de l'entrevue fortuite de Vichy avec sa sœur, en 1855, exactement ce qu'il sera en 1869, passant, hors de tout motif plausible, d'un extrême à l'autre, se plaignant d'être délaissé après s'être réjoui d'être entouré, accusant sa famille en termes d'une grossièreté monotone, allant jusqu'à la menace de poursuivre les siens à coup de revolver, violent à l'excès en paroles, indécis et obstiné en actions.

Enfin les deux testaments qui se succèdent et se contredisent à si court intervalle, semblent encore répondre au type accoutumé des attaques qui commencent par un attristement et finissent par une formule uniforme de protestations injurieuses.

Le texte du second testament rédigé à une époque plus avancée de la maladie, moins d'un mois avant la mort, ne donne pas matière aux mêmes objections que le premier; mais on doit se demander jusqu'à quel point le malade affaissé, anxieux, tel que le représentent tous ceux qni lui ont donné des soins, pouvait être en progrès sur le testateur d'avril, si défaillant, si dépourvu du sens des choses de la vie, et dé' guant à une commune la lecture quinquennale de ses dernières volontés.

Reste, avec ces données, à établir l'état mental de M. Vallansan à l'époque de ce dernier testament.

Il est tout d'abord établi, comme on l'a dit avec raison, que M. Vallausan n'était atteint ni de démence ni de fureur. La mobilité qui caractérise sa maladie est incompatible avec les délires immuables ; mais en dehors des aliénations à idée fixe, il en est d'autres qui suppriment la libre décision, qui enlèvent à l'intelligence sa solidité et son équilibre et à l'homme sa responsabilité.

En empruntant un terme de comparaison légitime aux désordres nerveux du mouvement, il existe des malades qu'une paralysie rend incapables de se mouvoir ; d'autres, sans être paralysés, mais hors d'état de coordonner leurs mouvements, aboutissent, par une voie différente, à la même incapacité. M. Vallansan appartient à cette dernière catégorie, et sa maladie se résume essentiellement dans un état d'incoordination et d'ataxie mentale. Les vices de caractère expressément signalés par les témoins donnent à cette incohérence une sorte de cohésion. Méfiant par nature, disposé à ne pardonner ni une injure vraie ni une offense imaginaire, M. Vallansan vit avec deux préoccupations qui l'absorbent: sa haine et un esprit de vengeance contre M. Arnaud, son antipathie intermittente contre sa famille. Entre temps, il pourvoit à ses affaires, mais sa volonté ne s'affirme qu'autant qu'elle s'appuie sur ces deux inimitiés.

Comme tous les aliénés raisonnants, M. Vallansan éprouve le besoin d'emprunter aux esprits mieux assurés un point d'appui pour les impressions dont la gouverne lui échappe. Ainsi va-t-il colportant de voisin en voisin et presque de maison en maison ses récriminations hostiles et sollicitant des encouragements. Il ne compte plus avec ses amis, mais avec ses partisans.

L'enquête retrace d'une façon saisissante ces pérégrinations à la poursuite d'une approbation, on pourrrait presque dire d'une complicité. Les dernières années de son existence se dépensent dans cet unique effort. Le délire de persécutions, ainsi subordonné au hasard d'une nervosité mobile, n'a pas d'assises. Ce n'est pas, comme on l'a supposé, la passion qui annule la raison; c'est, tout au contraire, parce que l'intelligence était dépourvue de ressort qu'une passion négative a acquis sa tenacité pathologique. Les aventures de la santé décident alors des plus solennelles résolutions, et les gens cherchent en vain des motifs raisonnés où il n'y avait que des impulsions instinctives. De là, la soudaineté et l'instabilité de ces partis pris morbides; de là l'étonnement si nettement exprimé par toutes les relations de M. Vallansan, en apprenant qu'il avait légué sa fortune au seul héritier, peut-être, qui ne figurât pas dans leurs prévisions.

En résumé, M. Vallansan souffrait depuis de longues années d'une affection des centres nerveux, continue, s'exagérant par intervalles sous formes d'attaques anxieuses, déprimantes ou impulsives, mais dominant ses sentiments et son intelligence.

Pendant les périodes de répit, son état mental était de ceux qui excluent le libre exercice de la volonté, sans réduire à néant l'intelligence. Il répond au type des folies raisonnantes avec prédominance d'idées ou plutôt de craintes de persécutions.

Dans ces conditions, M. Vallansan était incapable de tester avec pleine connaissance de cause et avec la libre disposition de sa volonté et de son jugement.

Paris, le 14 mai 1876.

LEGRAND DU SAULLE.   Ch. LASÉGUE.

ADHÉSIONS

—

Je soussigné, médecin honoraire de la Salpétrière, membre de l'Académie de Médecine, chevalier de la Légion-d'Honneur, certifie avoir pris connaissance des diverses pièces du dossier relatif à l'affaire Vallansan, et spécialement du mémoire à consulter rédigé par MM. Lasègue et Legrand du Saulle.

De l'ensemble de ces documents, il résulte pour moi la conviction que le testament fait le 2 octobre 1872, par M. Vallansan, *n'est pas l'œuvre d'un homme sain d'esprit*, et que cet acte a été le résultat, sinon d'une conception délirante, au moins d'une passion surexcitée au-delà de toute limite, et sans point de départ raisonnable.

La surexcitation pathologique à laquelle M. Vallansan a été en proie pendant les dernières années de sa vie, s'explique d'ailleurs par la maladie des voies urinaires et les souffrances qu'elle produisait. L'observation démontre, en effet, que, dans les cas de ce genre, cette surexcitation s'observe fréquemment, et que, parfois même, elle a porté les malades au suicide.

Paris, le 17 mai 1876.

BAILLARGER.

Je soussigné, médecin de l'Hôtel-Dieu, professeur de médecine légale à la Faculté de Médecine de Paris, membre de
l'Académie de Médecine, officier de la Légion-d'Honneur, déclare adhérer complétement à l'opinion développée par MM. les
professeurs Lasègue, Legrand du Saulle et Baillarger.

Il est évident pour moi que Vallansan, dans les dernières
années de sa vie, et même à une époque antérieure, a été en
proie à une altération profonde des facultés morales et affectives, et que son testament a été inspiré par ses idées délirantes. Il ne peut, à aucun degré, être considéré comme l'œuvre
d'un esprit sain et libre dans sa volonté.

A. TARDIEU.

Paris, le 17 mai 1876.

Je soussigné, docteur en médecine, directeur médecin-honoraire des Asiles d'aliénés, après avoir pris connaissance des pièces du dossier, déclare partager l'opinion des docteurs Legrand du Saulle, Lasègue, Baillarger et Tardieu, sur l'état mental du sieur Vallansan.

Il est hors de doute, pour moi, que les facultés morales et affectives de M. Vallansan ont été profondément altérées pendant une grande partie de son existence, et, notamment, dans les dernières années de sa vie. Durant cette période surtout, il a été en proie à un délire manifeste, se traduisant par des actes bizarres et singuliers. Sa maladie mentale consistait plutôt dans une lésion de la volonté que dans un désordre de l'intelligence.

Le testement a été évdemment, le résultat de ses conceptions délirantes. Il ne saurait être considéré comme l'œuvre d'un esprit sain et possédant encore son libre arbitre.

Docteur A. Sauze.

Marseille, le 24 juin 1876.

DOCUMENTS DIVERS

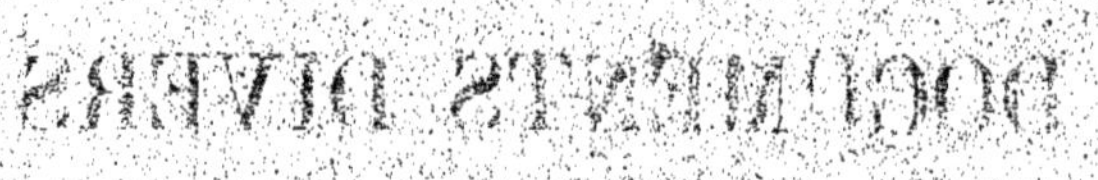

DOCUMENTS DIVERS

1.

Je soussigné, docteur en médecine de la faculté de Paris, ex-interne des hôpitaux, domicilié et demeurant à Forcalquier (Basses-Alpes), atteste et certifie :

1° Qu'en 1852, le sieur Victor Vallansan, propriétaire-rentier de la même ville, se renseigna auprès de moi, avec beaucoup de sollicitude, sur l'état fâcheux de M. Magloire Granier, greffier près le tribunal civil, à qui je donnais des soins. Peu de jours après, ledit M. Granier succombait à sa maladie ;

2° Que, plusieurs années après, le sieur Vallansan me consulta pour une affection des voies digestives ; il suivait alors le traitement à lui indiqué par le docteur Reymonet, de Marseille ;

3° Que, vers les dernières années de sa vie, bien souvent, le susnommé a réclamé mes conseils sur les moyens à employer contre une affection des voies urinaires qui paraissait le chagriner beaucoup.

J'ai connu le sieur Vallansan haineux, vindicatif, bizarre à un degré tel qu'il était hors de doute pour moi que son état, depuis longtemps maladif, et les très vives préoccupations de son procès avec la famille Arnaud, n'eussent altéré ses facultés mentales. J'ai la conviction qu'en dernier lieu sa volonté subissait des actes qu'elle était impuissante à diriger.

En foi de quoi a été délivré le présent certificat que je déclare conforme à la vérité et l'expression fidèle et consciencieuse de mon appréciation.

Forcalquier, le 2 mai 1875.

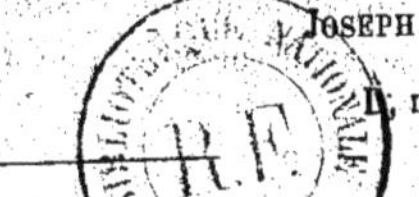

JOSEPH,
D. m. P.

2.

Testament du 15 avril 1872.

Je soussigné Victor Vallansan, propriétaire, domicilié et demeurant à For-calquier (Basses-Alpes), déclare faire mon testament comme suit :

J'institue pour mon légataire universel mon neveu Georges Granier, fils de ma sœur Antoinette Vallansan, épouse de M. Désiré Granier, sauf les modifi-cations qui seront apportées ultérieurement.

En conséquence, je donne et lègue à mon dit neveu la pleine et entière pro-priété de tous les biens et droits mobiliers et immobiliers, sans exception, qui composeront ma succession au jour de mon décès, mais il devra se soumettre pour la jouissance aux obligations que je vais lui imposer.

Mon intention formelle est que jusqu'au décès de M. et Mme Désiré Granier, son père et sa mère, mon neveu ne puisse disposer par lui-même des revenus de mes biens, mobiliers et immobiliers; j'interdis à M. et Mme Désiré Granier l'administration de ces biens, ainsi que l'entrée de mes domaines et de leurs dépendances.

Je nomme en conséquence comme administrateur de ma succession Ernest Granier, mon domestique, domicilié et demeurant à Forcalquier (Basses-Alpes);

Ernest Granier, dès le jour de ma mort, entrera en possession de l'adminis-tration de ma succession, ce qu'il devra faire en bon père de famille; il retirera directement tous les intérêt et tous les produits, *de quelque nature qu'ils soient*; toutes les sommes en provenant seront capitalisées au nom de mon héritier; les valeurs industrielles seront déposées à la Banque de France, au nom de mon légataire; elles ne pourront être vendues ou retirées qu'avec son consentement, si son intérêt exige la vente ou le retrait, mais, en aucun cas, mon dit légataire ne pourra s'approprier ces valeurs, ni toucher les intérêts ou revenus de ma succession, lesquels devront être capitalisés, comme il a été dit ci-dessus, par mon administrateur, dont les fonctions ne cesseront qu'au jour de la mort de M. et Mme Désiré Granier, sauf le cas prévu ci-après.

Mon légataire universel aura le droit de surveiller et de contrôler l'exécution du mandat que je donne à mon domestique Ernest Granier, qui ne devra rien entreprendre sans l'avoir consulté et en avoir reçu l'approbation.

Les legs particuliers et les sommes dues par ma succession seront acquittées exclusivement par l'administrateur, pendant la durée de sa gestion, mais mon légataire universel sera tenu, sous sa responsabilité personnelle, de prendre l'initiative pour assurer l'exécution de mes dernières volontés.

A titre de rémunération, mon administrateur, pendant la durée de ses fonctions, prélèvera chaque année pour lui-même une somme de 600 fr.

Les difficultés qui pourront surgir entre l'administrateur et mon légataire, *en ce qui concerne l'exécution de mes dernières volontés*, seront soumises aux tribunaux ; je prie ces derniers de vouloir bien les faire respecter.

Immédiatement après mon décès, il sera dressé à l'amiable, par les soins de l'administrateur et de mon légataire, un inventaire de tous les *effets mobiliers et valeurs* existant dans ma succession qui seront laissés à la garde dudit administrateur jusqu'au jour où ses fonctions cesseront ; une expédition de cet inventaire, signé de l'administrateur et de mon légataire, restera entre les mains de mon administrateur et de mon légataire.

L'administrateur entretiendra mes domaines dans un état prospère, soit par sa surveillance sur les fermiers, soit par les réparations qui auront été décidées.

Une expédition de mon testament sera déposée dans les archives de la commune de Niozelles, dont le conseil municipal devra faire tous les cinq ans une lecture, ce qui sera mentionné dans une délibération prise à cet effet ; cette obligation subsistera pendant cinquante ans, à partir du jour de mon décès ; pour en assurer l'observation, il sera versé dans la caisse de ladite commune de Niozelles, tous les cinq ans, pendant cette période, une somme de 50 fr. par mon légataire, et ce, le jour même où la lecture sera faite de mon testament dans le conseil municipal ; si cette lecture n'avait pas lieu réellement avec toute la régularité convenable, ladite somme de 50 fr. cesserait d'être payée.

J'interdis à mon légataire pendant trente ans, à partir du jour où il entrera en jouissance, d'aliéner mes domaines et leurs dépendances ; il ne pourra les grever d'aucune inscription hypothécaire pendant toute la durée de l'administration que j'ai confiée au susdit Ernest Granier, soit encore à ses successeurs.

Je transmets à Ernest Granier le pouvoir de désigner son successeur en prévision de son décès et dans le cas où il ne pourrait continuer sa gestion.

Dans le cas où l'administration de ma succession, jusqu'à la mort de M. et Mme Désiré Granier, deviendrait vacante, soit par un refus d'acceptation d'Ernest Granier, soit par le décès de ce dernier qui n'aurait pas désigné son successeur, soit par tout autre motif, je charge la commune de Niozelles d'y pourvoir en nommant un autre administrateur par la personne de son maire ou de son représentant.

Mon légataire aura toujours le droit de provoquer le remplacement d'un administrateur qui ne remplirait pas ses fonctions d'une manière régulière.

Pour assurer l'exécution du présent, je laisse à la commune de Niozelles la somme de 3,000 fr. pour l'établissement d'une horloge et autres dépenses que la commune sera bien aise de faire.

Il est bien entendu que cette somme de 3,000 fr. pour l'établissement d'une horloge, et celle de 50 fr. payable tous les cinq ans, ne pourront être touchées par ladite commune de Niozelles qu'autant qu'elle aura été autorisée à veiller à l'entière exécution de mes dernières volontés ; une fois autorisée, si elle y manquait mon administrateur ou mon légataire cesserait de lui payer sa tous les cinq ans ladite somme de 50 fr.

Dans le cas où la commune de Niozelles ne serait pas autorisée à veiller à l'entière exécution du présent, je déclare son intervention non avenue ; Ernest Granier devra le faire ; j'en appelle à son honneur, à sa conscience, et si, par impossible, ce dernier me faisait défaut, mon neveu doit être le premier exécuteur testamentaire ; il devra respecter et faire respecter mes dernières volontés.

Je veux et j'entends que mon neveu accepte *sans exception et surtout sans aucune modification* toutes les obligations que je lui impose par le présent testament et que les différents objets qui composent mon mobilier, dans les plus petits détails, restent entre les mains de mon administrateur jusqu'au jour où mon neveu entrera en jouissance.

L'administrateur de ma succession tiendra un journal où seront inscrites, jour par jour, les recettes et les dépenses à la fin de chaque année, il fera ressortir au moyen d'une balance la somme à capitaliser. Dans le cas où Ernest Granier n'aurait pas toute la capacité voulue pour ce genre d'écritures, il les tiendrait d'abord à sa manière jour par jour et ensuite je l'autorise à le faire mettre au net tous les huit jours par un de ses amis. Mon légataire devra toujours contrôler cette opération.

Indépendamment de la surveillance assidue que Ernest Granier ou son successeur doit apporter dans l'administration de mes domaines, mon légataire aura le droit de visiter ces derniers, de les habiter, d'ordonner aux fermiers les améliorations et réparations qu'il jugera convenable; il pourra également leur imposer des conditions utiles à ses intérêts, même les révoquer.

Je nomme comme exécuteurs testamentaires la commune de Niozelles, arrondissement et canton de Forcalquier, et Ernest Granier mon domestique; je les prie de *veiller*, chacun en ce qui les concerne, à l'entière exécution des mes dernières volontés. Tous les frais que la commune de Niozelles ou Ernest Granier pourront faire pour arriver à ces fins seront à la charge de sa succession, je leur en serai très reconnaissant.

Enfin, en terminant, je déclare mettre mes dernières volontés sous la protection de la justice ; dans le cas où le chef de l'État ou son représentant aurait à intervenir, je les prie de vouloir bien les faire respecter.

Tel est mon testament que j'ai entièrement écrit, daté et signé de ma main. Je révoque et annulle tous autres testaments antérieurs au présent.

Fait à Forcalquier, le 15 avril 1872.

Testament de M. Victor Vallansan, codicile à joindre à mon testament du 15 avril 1872.

Les fonctions d'administrateur de ma succession cessant, j'aime à croire que mon domestique Ernest Granier aura respecté et fait respecter, *sans exception et surtout sans aucune modification*, toutes mes dernières volontés; une rente annuelle de 400 fr. lui sera continuée jusqu'à sa mort par mon légataire.

Je donne encore à Ernest Granier, mon domestique, 3,000 fr. la jouissance de mon jardin de St-Jean et de mon olivette de St-Marc, douze draps de lit, quatre douzaines de serviettes, quatre douzaines d'essuie-mains, deux douzaines de linges de toilettes, mon fusil double de chasse, 300 fr. pour l'ameublement d'une chambre; toutes les hardes que mon neveu ne voudra pas conserver lui seront acquises pendant sa gestion; il aura le droit de prendre sur les divers domaines les légumes et fruits frais ou secs qui lui seront utiles *pour son usage personnel seulement*; les réserves en œufs et volailles de mon domaine Vallansan lui seront acquises pendant sa gestion.

A Mademoiselle Celina Avril, une rente annuelle de 200 fr. payable par semestre jusqu'à sa mort; les frais de succession de cette rente annuelle seront à la charge de mon légataire.

Si mon neveu Georges Granier, mon légataire universel, se marie, il entrera en jouissance de tous les biens et droits mobiliers et immobiliers, sans exceptions, qui composeront ma succession, et ce, deux mois après la célébration de son mariage, mon neveu et *sa femme* reconnaîtront si rien n'a été distrait des objets inventoriés, ce qui sera constaté dans la décharge qui sera délivrée à l'administrateur de ma succession, mon neveu et ma nièce devront signer cette décharge. S'il veut vivre à son particulier une rente annuelle de 3,600 fr. lui sera faite et payée par mois ou par trimestre comme il le voudra, mais elle lui serait immédiatement supprimée s'il cohabitait avec ses parents ; dans ces deux cas contraires ce ne sera qu'après la mort de M. et Mme Désiré Granier qu'il entrera en jouissance de ma succession.

Il est bien entendu que si Ernest Granier n'était plus à mon service le jour de mon décès, tous les legs, et tout ce qui le concerne dans le présent testament serait considéré comme non avenu et par conséquent nul ; de même que s'il était remplacé pour inconduite ou irrégularité dans sa gestion la rente annuelle de quatre cents francs et la jouissance de mon jardin de St-Jean et de ma terre de St-Marc lui serait retirée, cette rente et cette jouissance lui serait également retirée s'il n'acceptait pas la mission d'administraeur que je lui assigne par le présent testament que je lui donne.

Si mes funérailles, comme je le désire, se font dans la commune de Niozelles, je laisse 200 fr. à M. le Curé de cette commune, elles seront dites pour le repos de mon âme et principalement au nom de mon père et de ma mère.

Si mon neveu commettait quelque contravention à l'encontre des obligatoins que je lui impose par le présent testament, la question de bonne foi serait toujours admise en sa faveur.

Je recommande à mon neveu Georges Granier, s'il ne veut éprouver d'amères déceptions, de se munir d'une expédition de mon testament et de ne rien faire concernant ma succession sans l'avoir consultée.

8.

Testament attaqué.

(2 octobre 1872.)

Je soussigné Victor Vallansan, propriétaire, domicilié et demeurant à Forcalquier (Basses-Alpes), déclare faire mon testament olographe comme suit :

J'institue et je nomme pour mon légataire général et universel M. Ernest-Marie Madon, fils mineur de M. Jean-Fernand Madon, capitaine au 1er hussards, commandant le dépôt de remonte à Bône (Algérie), et de Mme Alexandrine-Marie Pitot, épouse de ce dernier.

En conséquence, je donne et lègue à mon dit légataire la pleine et entière propriété de tous les biens mobiliers et immobiliers, sans exception, qui composeront ma succession au jour de mon décès.

Je donne à Ernest Granier, mon domestique, la somme de 10,000 fr.

Je laisse et donne à Mlle Célina Avril, lingère, demeurant à Forcalquier, 250 fr. de rente viagère payable par semestre.

Je lègue à M. Chabus, propriétaire, demeurant à Forcalquier, Porte-Violette, 100 fr. de rente annuelle et viagère.

Je lègue à Rizou, si toutefois il est encore fermier de mon domaine de Vallansan à l'époque de mon décès, la somme de 600 fr.

Je donne à la commune de Niozelles la somme de 1000 fr., dont 300 fr. pour l'église de la commune.

Je laisse encore à mon domestique sus-nommé, vingt draps de lit, quatre douzaines d'essuie-mains, deux douzaines de linges de toilette, mon fusil double ; les hardes que mon légataire universel ne voudra pas conserver seront acquises en entier à mon dit domestique.

Enfin, je nomme Ernest Granier, mon domestique, sus-nommé, mon exécuteur testamentaire, en le priant de remplir avec fidélité le mandat que je lui donne et de remettre tout ce qui concerne ma succession avec la plus grande exactitude à mon légataire universel. A ce sujet, je fais appel à son honneur, à sa conscience et à sa probité.

Je casse et révoque tous testaments faits antérieurement, voulant que je présent soit seul exécuté et déposé aux minutes de Me Girieud, notaire à Forcalquier.

Tel est mon testament que j'ai entièrement écrit, daté et signé de ma main.

Fait à Forcalquier, le 2 octobre 1872.

VALLANSAN.

4.

A Madame Désiré Granier.

(Timbre de la poste de Forcalquier, 5 juillet 1858.)

Hier tu m'as envoyé ton fils, tu l'as fait courir dans tous les lieux publics pour demander après moi.

Il ne te reste pas même le sentiment de la pitié pour une personne souffrante.

Je t'ai prévenue en temps utile que je ne voulais ni te voir, ni te lire, ni me trouver en face de tout ce qui peut aggraver mon état maladif.

Je veux rester seul et tranquille si je le puis. Si malgré ce deuxième avertissement tu persistes, je me plaindrai au parquet de tes obsessions.

VALLANSAN.

5.

A Monsieur Granier, juge, à Toulon.

Mon cher Désiré,

En rentrant à Forcalquier j'ai trouvé ta lettre. Elle m'a rappelé des temps bien pénibles, que je chasse loin de moi autant que je puis, car ma santé en dépend aussitôt.

Je désire vivre dans l'isolement où je me suis trouvé jusqu'à ce jour ; ma situation maladive m'y oblige ; je pense qu'Antoinette et toi n'y mettrez pas obstacle, car ce serait inutile ; seulement, sachez que je ne vous en veux pas, que je désire sincèrement vous voir prospérer. J'apprendrai avec plaisir ta nomination. A ce sujet, je t'engage à être réservé au sujet de tes affaires intérieures ou de tes espérances dans la carrière que tu as embrassée. Ces nouvelles, toutes tronquées assurément, m'arrivent dans mon isolement ; je ne pense pas que ces bavardages puissent t'être favorables.

Mon silence aurait pu te contrarier ; je n'aurais pas voulu qu'il fût pour toi un sujet de découragement. Persiste, et croyons avec l'aide de Dieu à des temps plus heureux.

VALLANSAN.

1er juillet 1859.

6.

Mon cher Désiré,

J'ai reçu ta lettre, je te remercie bien de ton invitation ; je crois au contenu de ta lettre.

En réponse à une lettre à peu près semblable que tu m'as écrite il y a quelque temps, je te disais que je n'avais pour vous autres que de très bons sentiments, que je voulais rester dans mon isolement et ma manière de vivre ; cette situation est nécessaire aujourd'hui à ma santé, tantôt bien, tantôt mal. Je ne veux pas renouveler des émotions qui me sont nuisibles, je me suis fait à cette position et je veux y rester jusqu'à ce que le moral soit parfaitement rétabli. Le temps seul et les circonstances qui peuvent se présenter amèneront, j'espère, ce résultat. Ainsi, je vous en prie, toi et Antoinette, ne revenez pas à la charge, car ces lettres me font du mal, et il me serait bien pénible de vous le faire connaître en des termes qui tendraient à nous irriter les uns et les autres.

J'ai hâte d'apprendre ta nomination. Si tu pensais qu'un voyage à Paris peut être nécessaire, j'ai toujours 500 fr. à ta disposition ; persiste, comme je t'ai toujours dit, et par ton travail le temps perdu sera bientôt réparé.

. . . .
. . . .

J'ai appris avec peine que Georges avait été malade, mais puisqu'il mange la côtelette il n'y a plus rien à craindre ; on m'avait dit ici qu'il avait eu une fièvre cérébrale. Pousse Stéphan pour le piano et exige qu'il se livre à l'étude ; ne le laisse pas mal fréquenter.

Passez de bonnes fêtes avec vos aimables enfants, qui sont très bien, et ne vous faites pas de mauvais sang ; tout vient à point à qui sait attendre : malheureusement, pour mon compte, je suis un peu impatient.

Je t'embrasse de tout cœur, ainsi qu'Antoinette et vos braves enfants, mes neveux et filleul.

Tout à toi de bonne amitié,

VALLANSAN.

17 décembre 1859.

7.

Forcalquier, le 28 novembre 1858.

Mon cher Monsieur Granier,

Je vous remercie d'abord de votre bon souvenir . . . .
Si je n'ai pas répondu plus tôt à votre aimable lettre, c'est que j'ai voulu prendre le temps pour savoir si vous deviez engager M. votre beau-frère à venir vous voir, et vous savez que cette question est toujours très difficile à traiter avec M. Vallansan. Il a reçu la lettre de notre ami Stéphan en temps utile. Il a versé des larmes en la lisant et il s'est ressenti pendant quelques jours de l'impression que cette lecture avait produite sur son bon cœur. Il est désireux de voir son neveu, mais il ne veut pas le voir chez vous encore. Il veut que Stéphan lui dise à quel collège il va et il viendra le voir dans la maison d'éducation où il se trouvera. Il ne désire pas qu'il lui parle de venir chez vous, cela lui fait trop de mal. Il m'a dit que le hasard pouvait vous réunir au moment où on y penserait le moins, mais qu'il ne fallait pas trop chercher les circonstances, qu'elles se pré-

senteraient d'elles-mêmes. Je vous donne ici le résumé de ses opinions à cet égard. Je vous dirai tout à l'heure ce que j'en pense moi-même. Je le vois tous les soirs, de six à sept heures, dans ma chambre, quand je ne le vois pas dans la journée. Il me parle lui-même presque tous les jours de vous autres. Il y a quelques jours qu'il vint me voir ; il me dit qu'il se trouvait dans une fâcheuse position. Voici pourquoi. Il paraît que ce monsieur, que j'ai rencontré chez vous au moment de votre départ, lui a écrit pour lui offrir d'être le parrain d'un enfant qu'il doit bientôt avoir. Il lui disait que Mme Granier avait accepté le titre de marraine. Il me dit qu'il n'accepterait pas, parce qu'il ne voulait avoir qu'un filleul qu'il voulait aimer exclusivement, et que le souci qu'il avait pour celui-là suffisait à son existence ; que lorsqu'on est jeune, on ne regarde le baptême que comme une réunion de parents et d'amis en fête ; mais que, pour lui, maintenant, il ne peut plus considérer la chose à ce point de vue, qu'il pensait que le parrain devait, dans un moment donné, remplacer le père, et qu'il ne voulait pas prendre cette responsabilité. Il a pensé aussi que le lieu serait mal choisi pour revoir après une longue séparation Mme Granier sa sœur.

. . . . , ...

. . . . . Je crois que vous êtes l'objet de ses constantes préoccupations. Ainsi, il a su qu'une maison s'était vendue par expropriation 900 fr. et que ces 900 fr. vous étaient destinés par suite d'une hypothèque que vous avez sur cet immeuble. Comme cette maison, à son avis, vaut plus du double, et craignant que cette dissimulation de la valeur ne puisse vous porter préjudice attendu que le propriétaire est insolvable et que plusieurs créances ne seront pas payées, M. Vallansan se propose, si M. Roustan le lui conseille, de faire surenchère, afin, dit-il, que vous n'ayez rien à perdre. Il me parle aussi souvent de votre avenir comme magistrat. Hier au soir encore il me disait : que je serais content si mon beau-frère était nommé substitut dans une jolie localité et que, plus tard, il vînt procureur à Forcalquier. Quant à y venir président, il n'y faut pas songer, car M. de G..... y mourra, il s'y trouve trop bien. Je vous raconte tous ces petits détails, mon cher Monsieur Granier, pour vous prouver que nous parlons souvent devant tous et que M. votre beau-frère vous aime beaucoup, malgré qu'il ne veuille pas encore faire le dernier pas pour se rapprocher complétement.

De tout ceci je conclus que Stéphan doit continuer de lui écrire sans trop se préoccuper si ses lettres doivent lui faire verser des larmes, car ces larmes ne sont qu'un baume qui vient cicatriser les plaies d'un cœur malade. Le remède est actif. L'impression qu'il produit peut être d'abord considérée comme aggravant la maladie, mais la réaction se produit peu de temps après et amène beaucoup plus de calme dans l'état du malade. Qu'il lui écrive donc toujours dans des termes qui lui donnent la mesure de son amour pour lui. Cependant, il ne doit pas oublier de lui parler de son éducation, des progrès qu'il fait et de son désir d'apprendre ; ici il lui dira quel collége il fréquente, les heures auxquelles il va en classe et les heures de sa sortie. De cette manière il pourra aller le voir. Il m'a demandé si je pensais qu'il apprît la musique. Il croit qu'il est en âge de pouvoir se livrer à cette étude, qui sera pour lui un amusement sans le distraire de ses études classiques, qui ne peuvent pas être encore sérieuses. Quant à vous, mon cher ami, je crois que vous devez encore attendre pour faire une démarche auprès de lui, comme il le dit lui-même, les circonstances peuvent se présenter d'elles-mêmes, et alors la réconciliation sera durable. Je vous tiendrai au courant de ses dispositions à ce sujet et j'espère que, Dieu aidant, je n'aurai pas le regret de quitter le pays sans avoir achevé l'œuvre commencée. Présentez mes respectueuses amitiés à Mme Granier et embrassez pour moi ce cher petit trait d'union d'une famille dont les membres sont divisés et qui s'aiment pourtant beaucoup.

Au moment où je termine ma lettre, M. Vallansan entre chez moi ; il ne se doute pas que depuis une heure il est l'objet de ma conversation. Il s'installe auprès du feu ; il est venu par une pluie torrentielle ; il se porte très bien. Si je pouvais lui dire ce que j'écris, mais je n'ose pas, il ne sait pas que nous sommes en correspondance, quoique par sa conversation il m'ait prouvé qu'il le présumait..........

.......Tout à vous de cœur. TÉCHOISIN.

8.

Arles, le 30 mars 1860.

Mon cher Granier,

Vous devez, sans doute, m'accuser d'ingratide. Vous devez penser que.....
J'ai perdu le souvenir des bonnes relations que j'ai eues avec votre famille. Détrompez-vous..........

Depuis mon arrivée à Arles, notre ami Vallansan est venu me voir trois fois. A son dernier voyage, avant de se rendre à Forcalquier, vers le commencement du mois, nous parlâmes longuement de vous. Il me dit qu'il vous avait écrit, et il me gronda de ce que je ne vous avais pas encore donné de mes nouvelles; il avait raison. Il me dit qu'il voyait avec plaisir l'amitié qui existait entre vous et la famille Reynier; qu'il était heureux de savoir qu'une des demoiselles était avec vous à Toulon.

Il me parla aussi de votre position; que votre nomination n'était qu'une affaire de temps, que vous ne deviez pas vous décourager et accepter la première position qui vous serait offerte, sans faire de distinction de lieu ni de résidence; que, plus tard, alors que vous seriez nommé, vous pourriez obtenir un poste à votre choix. J'adoptai ce raisonnement, parce qu'il me parut juste, et je vous le transmets avec plaisir. Je lui parlai de venir vous voir avec moi à Toulon. Il me répondit, comme toujours, que ce n'était pas le moment, que, plus tard, il ne disait pas non, mais que, dans les conditions où vous vous trouviez, il ne devait pas resserrer par sa présence l'amitié qu'il vous a vouée, parce qu'il croit que l'intérêt qu'il vous porte aujourd'hui trouverait quelque obstacle dans un rapprochement plus intime, que c'était cette raison qui l'empêchait de venir vous serrer dans ses bras.

Espérons donc à plus tard. Dieu vous donnera le courage et la résignation qui doit tenir dans la voie du vrai un bon père, un bon fils et un bon époux. Inspirons-nous toujours de lui et ne désespérons jamais de l'avenir.

Adieu, mon cher ami... recevez...

TÉCHOISIN.

9.

A Madame Désiré Granier, à sa campagne, à Lurs.

Aix, 3 mai 1876.

Madame,

J'ignore quelles sont les paroles que l'on m'a prêtées relativement à certaines particularités concernant M. votre frère dont on vous a dit que j'avais connaissance et que j'aurais rapportées à quelqu'un de Lurs. Voici tout ce que je sais et dans quelles circonstances je l'ai appris : J'ai passé l'été de 71 à la campagne que nous possédions à Lurs et qui est voisine de celle que les époux Granier exploitaient alors à titre de fermiers ; durant le séjour que j'y ai fait, j'ai vu fréquemment la femme Granier, qui m'a parlé souvent du fils de son mari, domestique chez M. Vallansan, et qui m'a raconté en même temps bien des choses touchant ce dernier ; ne connaissant pas M. votre frère, je ne prêtais pas grande attention à ce qu'elle me disait. Le seul fait dont j'ai conservé le souvenir, parce qu'elle me l'a répété plusieurs fois, et qu'elle s'est toujours servie en me le racontant du mot *iniquita*, expression qui me parut singulière et qui frappa tellement mon attention que je la répétai à mon père et que je l'ai peut-être répétée ensuite à quelqu'un de Lurs, toujours à cause de sa singularité, c'est qu'elle me disait : Ernest est malheureux d'être chez M. Vallansan, qui ne peut pas garder de domestique. Nous ne voudrions pas qu'il y restât à cause des *iniquités* qu'il lui fait passer ; quand ça lui prend il fait des cris, il ne faut pas qu'on lui parle. Quoique le petit soit bien payé, nous aimerions mieux qu'il restât avec nous, mais il nous dit qu'il n'a pas peur, qu'il lui pardonne parce qu'il est fou, et que, quand Monsieur est revenu calme, il lui promet, s'il prend patience, de le récompenser de tout ce qu'il lui fait souffrir ; il l'aura bien gagné, ajoutait-elle, car il faut être lui pour passer toutes ses *iniquités,* il est fou. Ces conversations avaient nécessairement laissé chez moi la pensée que M. Vallansan avait des moments d'exaltation et de folie.

Je pense, Madame, que je n'aurai pas le désagrément d'être obligée de paraître en justice dans le procès existant entre vous et M. Madon ; cependant, s'il le fallait, je n'hésiterais pas à affirmer devant Dieu la sincérité des faits que je vous rapporte, parce qu'ils sont l'expression de la plus exacte vérité.........

Veuillez agréer.....

Julia AILLAUD.

10.

Je soussigné, Marie Bernard épouse Saye, certifie que, me trouvant à Forcalquier, à l'époque de la mort de M. Vallansan, quelques jours après j'ai rencontré Granier, son domestique. Je lui ai dit : il me semble que vous devez

être content du bouquet que vous a laissé M. Vallansan. Il m'a répondu : sûr
que je suis content ; mais je m'y attendais, autrement je ne serais pas resté
jusqu'à la fin, parce que les misères qu'il me faisait passer valaient bien cela.
Des fois, dans la nuit, il m'appelait et me disait : reste là, près de mon lit. Au
bout d'une heure il me disait : va-t-en, je ne te veux plus. Le lendemain matin,
je faisais ma malle pour partir ; alors il me disait : où vas-tu ? — Je m'en vais,
puisque vous ne me voulez plus. Alors il me suppliait de rester. Quelques jours
après je le voyais arriver avec six chemises ; un autre fois c'était un autre cadeau.
Ça m'engageait à rester.

Lèbre, perruquier, me dit un jour, me trouvant en conversation avec lui :
il aurait bien pu me laisser quelque chose, à moi ; depuis le temps que je le
rasais ! Des fois, il me recevait convenablement ; d'autres fois, il m'envoyait
promener en me disant qu'il ne me voulait plus ; quelques jours après il m'envoyait encore chercher, et c'était souvent à recommencer.

Me SAYE.

11.

A Monsieur Granier.

Peyruis, le 18 mai 1874.

Monsieur et bien cher magistrat,

En réponse à votre honorée et aimable lettre du 17 de ce mois, je m'empresse de vous faire connaître que Mme Hodoul s'est acquittée de la commission
dont vous l'aviez chargée à son dernier voyage à Aix.

J'étais moi-même présent lorsque ma femme a interrogé la personne désignée
par vous sur l'objet que vous savez ; elle devait vous donner de vive voix la réponse aux questions posées en allant à Brignoles mardi prochain ; son départ a
eu lieu hier matin.

Je suis heureux d'être aujourd'hui l'interprète de Me Hodoul auprès de vous
pour vous transmettre la déclaration faite par la personne en question ; la voici :

« Je me rappelle parfaitement, pendant que je servais M. V., des scènes fu-

« ribondes qui n'étaient pas d'un homme sensé, et que ce maître me faisait à
« propos de rien. Ces scènes se renouvelaient si souvent que j'ai été obligé de le
« quitter, malgré l'attachement que j'avais pour lui et sa famille. »

C'est à peu près en substance la réponse de cet ancien serviteur qui mérite à
tous égards confiance ; j'ai lieu de croire qu'il la confirmera devant qui de
droit.

A cette occasion, permettez-moi. . . . .

Votre tout dévoué,

HODOUL.

12.

A Monsieur Granier.

Peyruis, le 7 juin 1874.

Monsieur Granier,

Un peu tard je m'acquitte de mon devoir, comme je vous l'avais promis.

La personne que vous m'aviez chargé de voir je n'ai pu la rencontrer que
l'autre jour, attendu qu'elle était en congé d'un mois.

Je l'ai questionné sur la vie de M. Vallansan lorsqu'il était à son service. Il
paraît qu'il était souvent dans des emportements furieux, soit à cause des outra-
ges qu'il avait reçu de la part de ces messieurs, soit à cause de sa maladie ner-
veuse, qui le rendait parfois insupportable, à un point qu'il fut obligé de quitter
M. Vallansan, parce qu'il croyait qu'il en serait devenu fou de ces emportements.

. . . .

Votre tout dévoué,

BORÉLY.

13.

Je soussigné Auguste Velut-Combet, demeurant à Marseille, où, actuellement, je suis au service de M. Reynaud, notaire à ladite résidence, déclare et certifie sur mon honneur et conscience avoir été au service de M. Vallansan, alors propriétaire à Forcalquier, depuis l'année 1851 jusqu'à 1859, soit environ neuf ans, pendant lesquelles années je suis passé une seule fois à Peyrolles, conduisant les deux chevaux de mon maître, qui était présent et accompagné de M. Reynier de Villeneuve. Allant de Forcalquier à Aix, nous sommes arrêtés au premier hôtel côté gauche où se trouve la remise ; nous y sommes restés environ deux heures. Ni à Peyrolles, ni pendant les neuf années consécutives de mon service, je n'ai jamais entendu M. Vallansan parler de M. Madon, soit du père, soit du fils. Cependant, M. Vallansan avait pour habitude de me raconter, le soir, à titre de distraction, ce qu'il avait fait et vu dans la journée.

J'affirme, en outre, n'avoir jamais dit à qui que ce soit le contraire de ce que je viens d'affirmer ci-dessus.

Fait pour servir à telles fins que de droit, à Marseille, le vingt mars mil huit cent soixante-seize.

VELUT-COMBET.

14.

A Madame Granier.

Marseille, 27 février 1875.

Chère Madame,

J'étais tellement troublée en faisant ma déposition, que je crains bien de n'avoir pas fait une déclaration complète, et de n'avoir pas expliqué comme j'aurais dû le faire, conformément à la vérité, que je n'ai jamais vu Mme Madon chez Mme votre mère, et que je ne me rappelle pas qu'on y ait jamais parlé d'elle. Je me souviens très bien au contraire d'y avoir vu très souvent Mmes Denoize, Chanut, Martin, notaire, Martin, du Faubourg, Bouche, de Saint-Pierre, Bouche, juge, de la Grand'Rue, Mlle Madelon Besson, Mme Granier, votre belle-mère, Mme Granier, la mère de votre belle-mère, sa fille, Mme Blanchard, et enfin les demoiselles Esmieu.

Voilà, chère Madame, ce que je crois bien ne pas avoir expliqué. J'en suis préoccupée et je m'empresse de vous écrire pour vous dire que je voudrais bien avoir le moyen de compléter ma déposition ; s'il le faut, je partirai dès que j'en serai informée.

Mon mari va mieux.

Toute à vous, bien chère Madame.

Votre amie dévouée,

M. JULLIEN.

15.

A Madame Granier.

La Frégate, 19 novembre 1876.

Bien chère Madame et amie,

Vous faites appel à mes souvenirs par rapport aux sentiments que je vous ai connus à l'égard de votre pauvre frère, pendant notre longue et chère intimité de Toulon. Il m'est d'autant plus facile de répondre à votre désir que, ces jours-ci encore, causant de vous et des vôtres, je dépeignais à ma famille l'affection si vraie et si touchante que vous portiez à ce frère dont les originalités et les inégalités de caractère étaient si souvent pour vous un sujet de tristesse et jamais un motif d'irritation. Bien souvent je vous ai vue émue jusqu'aux larmes à la pensée de la froideur qui avait succédé à votre égard aux marques d'affection que vous prodiguait dans votre première jeunesse ce frère toujours aimé. Si, au contraire, quelque indice de rapprochement semblait se manifester (comme à l'époque, par exemple, où M. Vallansan envoya 20 fr. à Stéphan parce qu'il avait été premier au lycée), votre émotion n'était pas moins vive et touchante. Lorsque, dans mon affection pour vous, j'étais tentée d'en vouloir à votre frère de ce qu'il vous faisait souffrir, vous preniez aussitôt sa défense et tentiez de l'excuser.

Vous pouvez faire de ma lettre tel usage qu'il vous paraîtra convenable, car vous me connaissez assez, chère Madame et amie, pour savoir qu'aucune considération d'amitié ne pourrait m'engager à écrire ce qui ne serait pas dans mon esprit à l'état de ferme conviction.

Adieu chère Madame, M. Garreau se joint à moi pour vous exprimer, ainsi qu'à M. Granier et à vos chers enfants, l'assurance de notre vieille et toujours bien vive affection.

Amélie GARREAU

16.

L'an mil huit cent soixante-seize et le vingt-deux novembre,

Devant nous soussignés Joseph-Alexandre Richaud, perruquier, conseiller municipal, et Roche Joseph, graineur, demeurant et domiciliés tous deux à Lurs (Basses-Alpes),

La dame Brémond, veuve Uric, nous a fait la déclaration suivante :

« Revenant de Mane avec le sieur Magnan, fermier du domaine des Bons-« Enfants, je lui demandai s'il ne savait rien concernant le procès de M. Granier ; « il me répondit que l'héritage de M. Vallansan revenait de droit à la famille « Granier et qu'il lui ferait beaucoup de plaisir qu'elle gagnât son procès ; que « M. Vallansan lui avait toujours promis quelque chose et qu'il n'avait rien eu, « et que s'il disait ce qu'il savait, M. Granier gagnerait son procès. »

Ladite dame Brémond a dit qu'étant illétrée elle ne pouvait délivrer un certificat à M. Granier, qui le lui demandait, et que c'est pour ce motif qu'elle faisait devant nous la présente déclaration.

RICHAUD   ROCHE.

Agréez, chère Madame, M. Kernou se joint à moi pour vous remercier,
ainsi que M. Lhomme et [illegible] à vous assurer de nos sentiments [illegible] et
toujours bien vive affection.

Jacob ERNOUTS

16.

[illegible]
L'an mil huit cent soixante-seize et le vingt-six novembre.
Devant nous [illegible] Joseph Alexandre [illegible], juge de paix, conseiller
municipal de [illegible] Joseph [illegible], étant [illegible] en l'auditoire [illegible], etc.
A l'an [illegible]
[illegible]
[illegible]
[illegible]
[illegible]
[illegible]
[illegible]
[illegible]